Anna Mancini

Estrategias Para Dormir Mejor Y Volver A Tener Un Descanso Ideal

Buenos Books America
www.buenosbooks.us

http://espanol.amancini.com
www.amancini.com

ISBN: 978-1-963580-08-2

Ediciones: Buenos Books America
www.buenosbooks.us

INTRODUCCIÓN

Para aquellos que aún no me conocen, me presento brevemente. Soy Anna Mancini, escritora, conferencista e investigadora independiente. Estoy particularmente interesada en los sueños, específicamente en el proceso de los sueños. Esto va más allá de estudiar solo el contenido de los sueños. Incluye la observación total del soñador (sueños y realidad), y sus relaciones con los demás. También su entorno material y energético.

Observé durante más de veinticinco años la relación entre los sueños y la realidad de los seres humanos. A partir de este largo y meticuloso trabajo de observación, entendí muchas cosas, algunas inesperadas. Por supuesto, aprendí cosas sobre el sueño que salen de lo común. Gracias a mi experiencia, puedo ayudar a aquellos que tienen problemas para dormir y para los cuales nada de lo habitual funcionó; a entender por qué no duermen bien y cómo encontrar un buen sueño reparador. El sueño natural es precioso y se debe hacer todo lo posible para preservarlo o encontrarlo nuevamente. Un buen sueño cambia nuestra vida. Nos trae salud, longevidad, alegría de vivir, hermosa piel y forma. Pero esto no es todo: también abre la puerta de los sueños, es decir, la puerta del universo mágico que todas las noches está a nuestra disposición y al que podemos recurrir voluntariamente para encontrar ideas y consejos para vivir mejor nuestra vida de vigilia. La historia de Aladino y la lámpara maravillosa se relaciona con el conocimiento antiguo sobre el fenómeno de los sueños. Todos tenemos una lámpara mágica a nuestra disposición: nuestros sueños, mientras que el genio bueno que cumple nuestros deseos es nuestro subconsciente.

Aún así, es necesario dormir lo suficiente y tener un sueño de buena calidad para poder recordarlos.

A través de mis actividades, muchas veces ayudo a la gente a volver a dormir. Aunque yo también soy una excelente durmiente, a veces tuve que lidiar con problemas de insomnio. Por supuesto lo hago de forma natural, hace mucho tiempo, debido al terrible efecto secundario de una medicina alopática, decidí dejar de tratarme totalmente a la manera occidental.

La última vez que tomé una medicina alopática fue hace diez años durante un viaje a Egipto. Me olvidé de empacar mis botiquines de remedios naturales y, desafortunadamente, no tenía nada para curar la terrible gripe que había enfermada a toda la gente del barco. Viajaba con un amigo médico que tenía un botiquín. Allí me ofreció uno de sus medicamentos milagrosos para la gripe, que acepté con gratitud porque me sentía muy mal.

Pero, el único milagro que tuve fue que terminé con ambos brazos paralizados después de ingerir la droga. Afortunadamente, esta parálisis duró solo diez minutos y pude reutilizar mis miembros para ver el prospecto de la droga y descubrir que esta parálisis era parte de los posibles efectos secundarios de esta droga. Las pastillas alopáticas que tomas para dormir pueden tener el efecto de paralizar tus habilidades de soñar mientras te crean también adicción. Es muy desafortunado llegar allí solo para dormir, mientras que hay muchas otras soluciones y trucos para encontrar un sueño natural, benéfico, restaurador y que traiga sueños y vitalidad.

Si tienes insomnio y has utilizado sin resultados todos los consejos habituales para dormir mejor, lee este libro. Te dará otras perspectivas sobre tu sueño y te permitirá escapar de la prisión de las pastillas para dormir. Una prisión en la que, en el 99% de los casos, las personas ya no pueden recordar los sueños. Tomar somníferos de manera habitual significa que en tu vida de vigilia tendrás a tu disposición solo las facultades (disminuidas) de tu mente consciente. Pero el consciente solo es un pequeño iceberg flotando sobre el inmenso potencial de tu subconsciente. Un potencial al cual puedes acceder especialmente cuando duermes correctamente.

En este libro, hablaré sobre las causas del insomnio de las que poca gente piensa, y de consejos para encontrar un buen sueño natural. Para facilitar la presentación, califiqué las causas del insomnio en tres categorías:

- Las causas externas materiales y energéticas de las alteraciones del sueño, y los medios para regularlas;

- Las causas físicas de los trastornos del sueño y las formas naturales de superarlos

- las causas psicológicas de los trastornos del sueño y las formas alternativas de superarlos.

Espero que la lectura de este libro te haga entender por qué no duermes y resolver tu problema.

CAPÍTULO 1: CAUSAS FISICAS Y ENERGETICAS DEL INSOMNIO

Para la ciencia moderna occidental todos somos sobretodo seres materiales y químicos. Se ignora casi por completo el aspecto energético del ser humano. Cuando uno observa los sueños y la realidad durante mucho tiempo, como yo lo hice, solo puede darse cuenta de que el ser humano también tiene una dimensión energética y superar las ideas materialistas que reducirían al ser humano a la mera materialidad de su cuerpo físico. A partir de ahí, nuevos horizontes de comprensión de la vida humana y del funcionamiento del cuerpo humano se abren a la comprensión.

El cuerpo físico del ser humano también tiene una dimensión energética. Está atravesado por meridianos de energía conocidos hace milenios por los chinos. También tenemos otro cuerpo que podemos ver en nuestros sueños y que es un doble energético del cuerpo físico. Es el cuerpo astral. Es el cuerpo que tenemos cuando soñamos o cuando dejamos nuestro cuerpo físico definitivamente en el momento de la muerte, o temporalmente en caso de coma o *ECM* (estado cercano a la muerte). También podemos abandonar voluntariamente el cuerpo físico mediante la práctica de algunas técnicas de salida fuera del cuerpo. Este cuerpo astral era bien conocido por los antiguos egipcios que lo representaban como un pájaro con cabeza humana.

Fotografía del pájaro egipcio con cabeza humana, Museo Boulogne sur Mer, Francia:

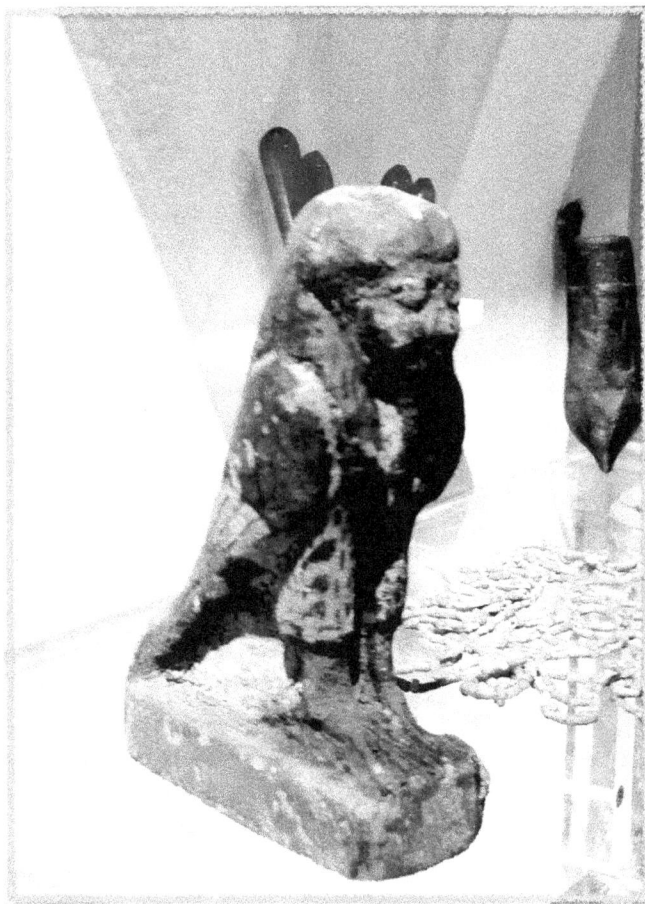

Este cuerpo tiene la capacidad de viajar libremente en el aire como pájaros. Es este mismo cuerpo el que abandona el cuerpo físico durante la muerte y fue representado por los antiguos egipcios como un pájaro con cabeza humana volando sobre la momia del muerto.

Escena de sarcófago, Boulogne sur Mer, pájaro con cabeza humana volando sobre una momia:

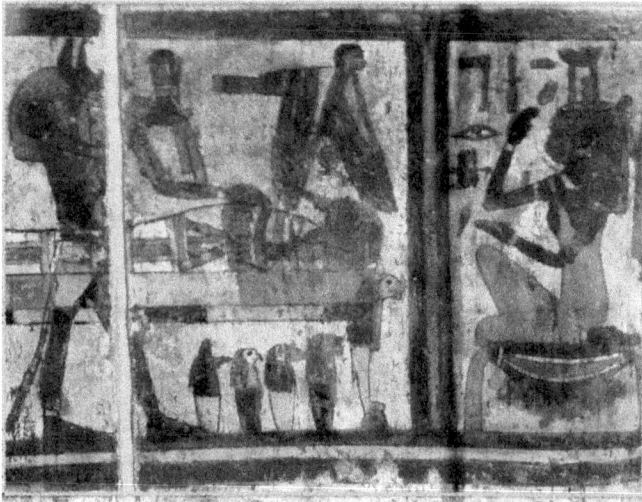

Cuando nos acostamos, poco a poco nuestro cuerpo astral emerge de nuestra envoltura física y, cuando está totalmente despejado, nos dormimos. El insomnio se debe a la imposibilidad de que este cuerpo astral se libere del cuerpo físico. La salida del cuerpo astral es un fenómeno común que ocurre casi cada vez que uno se duerme (o que ocurre durante un choque emocional o físico, anestesia, coma o en el momento de la muerte). Aunque este fenómeno no se puede observar con las herramientas científicas actuales, con un poco de entrenamiento en el arte de soñar no es difícil observar este fenómeno por si mismo. Pero, finalmente, decidí hablar de ello, porque es imposible comprender y superar ciertos tipos de trastornos del sueño si no se tiene conocimiento de la existencia del cuerpo astral.

El cuerpo astral es un cuerpo de energía. Lo que significa que puede estar muy perturbado por las energías del lugar donde se duerme. Estas energías pueden impedir que salga del cuerpo físico. Aún si no lo percibes, tu cuerpo físico también está perturbado por la energía de ciertos lugares. Ilustraré esto con un ejemplo personal que me sucedió al comienzo de mi investigación y me llevó a realizar una extensa investigación en esta área.

<u>Ejemplo de perturbación del sueño debido al entorno natural en las montañas:</u>

Vivía en ese momento en París, donde la contaminación me causaba frecuentes resfriados. Un día, me enteré del balneario de Cauterets, cerca de Lourdes, y los beneficios del agua termal para este tipo de patología. Fui a Cauterets durante tres semanas después de reservar un departamento en Internet. Llegué a la estación en un hermoso día soleado en octubre, quedé cautivada por la belleza y la serenidad de este lugar donde pensé que dormiría bien y tendría hermosos sueños. Por desgracia, la primera noche casi no dormí, la segunda no tanto a pesar de la fatiga, y la tercera tampoco... Estaba más cansada en las montañas que en el bullicio de mi barrio parisino, donde dormía sin ningún problema.

Había un homeópata en la estación y fui a consultarlo. Allí, aprendí que muchas personas a menudo tenían problemas de insomnio en las montañas y llegaban a casa exhaustas de sus vacaciones o de su cura termal. Los remedios homeopáticos prescritos por este doctor desafortunadamente no tuvieron ningún efecto, ni la supresión total de todos los estimulantes.

Estaba más y más agotada, especialmente porque no estaba acostumbrada a dormir mal. No podía soportarlo más y mientras me preguntaba cómo podría encontrar una solución a este problema, se me cruzó la idea de que mi insomnio podría provenir de la posición en mi habitación de la cama, en relación con las poderosas energías naturales del lugar. Entonces me acerqué a la ventana para observar el paisaje. Sentí fuertemente en mi cuerpo la tumultuosa energía del torrente que descendía de la montaña y cruzaba todo el valle donde se encontraba el balneario. Este torrente corría a lo largo del edificio en el que había alquilado mi departamento y la cama estaba colocada perpendicular a la corriente. Comprendí entonces que esto era lo que perturbaba mi sueño y que tenía que poner mi cama en la dirección del flujo del torrente. Así que corrí la cama de lugar y, a pesar del lado poco atractivo del espacio con la cama en este sentido, pude dormir normalmente sin ningún medicamento y disfrutar de la energía del torrente para recargarme y tener dulces sueños.

Gracias a esta experiencia, pude ver que la eliminación de estimulantes, relajantes o infusiones de hierbas, fatiga física, y remedios homeopáticos habían sido impotentes frente a la poderosa energía natural de ciertos lugares. Fue solo el ponerme en la dirección del flujo del torrente en el valle, que pude encontrar un sueño normal y regresar en buena forma y salud de mi estancia en la montaña.

A partir de esta experiencia, no dudo en cambiar la posición de la cama cuando viajo y veo que no puedo dormir cuando me voy a la cama. No podemos interponernos en el camino de las poderosas energías de la naturaleza, como el mar, los torrentes, los ríos, las montañas sin pagar por ello con nuestro sueño y/o nuestra salud.

Aquí hay un pequeño bosquejo que ilustra esta experiencia en las montañas:

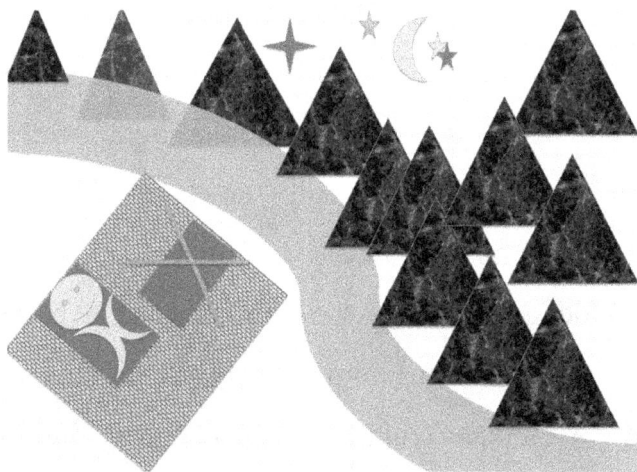

Sin embargo, no son solo los elementos naturales visibles en la superficie de la Tierra y, por lo tanto, fácil de ver que pueden perturbar el sueño o la salud. También hay perturbaciones energéticas que provienen del subsuelo. Antes de hablarles sobre estos otros perturbadores del sueño humano, les contaré otra experiencia que también hice en las montañas, en otro balneario en los Pirineos:

Este spa estaba aislado en la naturaleza. Fui allí también en octubre. El clima todavía era muy hermoso, soleado, tranquilo y las temperaturas más que templadas. Por la tarde, pudimos caminar vestidos ligeramente. Había hermosos senderos en el valle donde se encontraba el spa. El departamento que alquilé en Internet se encontraba no lejos de los baños termales, en el corazón de la aldea, y dormí bastante allí. El problema es que, a pesar de la temperatura exterior más bien leve, de la calefacción al máximo, y la ropa abrigada que llevaba, siempre tenía frío de noche y de día en este departamento. Sentía un frío intenso en mis huesos y especialmente en mi espina dorsal. En ese momento, ya sabía por experiencia que significaba que había agua que pasaba por debajo del edificio y que me iba a enfermar. Después de unos días, estalló la bronquitis. Por supuesto no quería estar enferma, cuando había ido allí para mejorar mi salud con las termas. Entonces llamé a la propietaria para pedirle cambiar departamento. Ella era una persona muy amigable y no creía que mis problemas de salud pudieran haber sido causados por la casa que me estaba alquilando. Le dije: "Me enfermé porque hay agua corriendo debajo de la casa. Es por eso que siempre tengo frío, un frío muy intenso que siento en mis huesos."

Ella me dijo entonces que en la época en que el spa ganaba importancia, las autoridades del pueblo habían decidido cubrir el torrente que cruzaba la aldea para poder tener nuevas parcelas de construcción. El edificio en el que dormía había sido construido allí, en estas tierras ganadas sobre la corriente. Es por eso que yo sentía todas las perturbaciones electromagnéticas y ese frío intenso que generaban en mi cuerpo. Era un frío de muerte. Mi departamento estaba en el primer piso. En la planta baja, la casera me dijo que a veces se podía escuchar el sonido de las piedras transportadas por el torrente enterrado y chocándose con las paredes.

Afortunadamente, la casera tenía otra vivienda disponible más arriba en la aldea, a la que me trasladó y donde mi bronquitis desapareció como por arte de magia en el espacio de una noche.

En este spa había un acupunturista que había trabajado en este lugar durante mucho tiempo. Fue este médico el que elegí para el seguimiento médico obligatorio. Sabía que los médicos que usan acupuntura son más abiertos a los problemas de energía telúrica. Le conté sobre mi experiencia en la aldea. Me confirmó que había un torrente enterrado, que muchas otras personas que habían vivido allí habían tenido las mismas patologías pensando que era un efecto de la cura termal. Además, me dijo, estos trabajos de enterramiento de torrentes fueron una muy mala idea que hizo que el pueblo perdiera su encanto y causó el colapso del pueblo termal.

Un valle de montaña sin ningún torrente me parece extraño! Esto fue lo que pensé cuando llegué a este pueblo.

Puedo sentir el efecto beneficioso para mi salud en un hermoso arroyo de montaña, pero estoy tan perturbada por el agua que pasa en el sótano de las casas en las que duermo. En el caso del torrente enterrado, logré dormir, mientras mi cama estaba en la dirección incorrecta con respecto al flujo de agua. Esto no impide a mi cuerpo astral salir de mi cuerpo físico. Pero fue mi cuerpo el que se alteró y respondió con bronquitis e incomodidad intensa debido al frío helado que sentía. Tengo un cuerpo particularmente sensible a la energía y solo necesito mi cuerpo para detectar los problemas energéticos. Esto debería ser así para todos, pero desafortunadamente la mayoría de la humanidad se ha desconectado de su cuerpo y de la naturaleza y, ya no sabe cómo usar esta propiedad del cuerpo físico que es parte del instinto de conservación de la vida. Sin embargo, no es difícil reactivar esta habilidad, especialmente si haces un trabajo personal sobre tus sueños.

En las civilizaciones antiguas, la gente era más observadora de las leyes de la naturaleza. Los gobiernos trabajaban en colaboración con expertos que sabían cómo detectar las energías de los lugares. Al construir un edificio, estos expertos ayudaban a elegir los lugares donde fluía una energía extremadamente favorable para la vida humana. Poco a poco, parece que este conocimiento se perdió, especialmente en Occidente. Las últimas manifestaciones de este conocimiento son las catedrales que se construyeron en lugares de alta energía. Por lo tanto, conducen a la recarga de las baterías del cuerpo humano. Esto a su vez permite, gracias al efecto grupal, elevar a la población a otro nivel de energía más propicio para la apertura espiritual. (Hoy en día, las catedrales ya no son sistemáticamente áreas de alta vibración debido a que la Tierra ha cambiado. Cuando la energía está todavía allí, uno se siente muy bien en estos edificios y después de un momento el estado de ánimo es feliz, y estamos relajados, lo que es un índice de recarga de energía).

Hoy en día, este conocimiento de las energías cosmo-telúricas no está utilizada por los arquitectos occidentales que deben obedecer a las restricciones presupuestarias y adaptarse lo más posible a la escasez de tierra disponible en las ciudades. Se construyen edificios de hormigón armado en los que a menudo se perturba la energía corporal de los habitantes. Esto causa insomnio, y los médicos lo "tratan" con pastillas para dormir.

La Tierra también tiene una dimensión tanto material como energética. Constantemente intercambia energías con el cosmos. Su suelo está atravesado por redes de energía, la más conocida en Occidente fue llamada la red Hartmann. Los chinos se interesaron hace milenios en estas redes de energías telúricas que llamaron "las venas del dragón".

Sucede que en ciertos cruces de redes de energías telúricas hay perturbaciones energéticas que afectan el sueño y/o la salud de los seres vivos. Estas perturbaciones también pueden desencadenar pesadillas causadas por la incomodidad que siente el cuerpo. En otros casos, las personas que están demasiado aisladas de sus cuerpos para sentir que algo anda mal en su hogar, terminan gravemente enfermas y a veces, mueren si duermen en un lugar particularmente desfavorable para la vida. Este tipo de muerte o enfermedades son más frecuentes de lo que creemos, y es una pena porque hay formas de mejorar la energía en la mayoría de los lugares.

Cuando alguien me viene a consultar por problemas con pesadillas o insomnio, si es posible, voy a visitar su casa para sentir con mi cuerpo si hay un problema con la energía de la habitación y para ver si la cama está en la posición óptima para el sueño y la salud. Cambiar la posición de la cama a veces es suficiente para curar a los pseudo pacientes.

No necesitas ser tan sensible como yo para descubrir si hay problemas de energía en tu habitación y cómo colocar correctamente tu cama.

Es posible proceder de forma pragmática con total autonomía. Lo primero que debes hacer cuando tienes insomnio es comprobar si es debido a problemas de energía en la habitación. Para esto, lo mejor es irse a dormir a la cama de alguien familiar o amigos, que estén en buena forma y durmiendo bien. Si puedes dormir mucho mejor durante dos o tres días en este nuevo lugar, hay muchas probabilidades que haya disturbios energéticos en tu habitación. Si el insomnio y las pesadillas empiezan después que te mudaste, es probable que tus problemas sean causados por la energía perturbada de tu nuevo hogar o por la ubicación accidental de tu cama sobre un nodo de Hartmann.

LO PRIMERO QUE DEBES HACER SI TIENES INSOMNIO:

- Ve a dormir a otro lugar que no sea tu habitación habitual para probar cómo reaccionas

- Cambia la posición de tu cama y prueba diferentes posiciones en tu habitación.

Si después de hacer estos controles y cualquier cambio en la posición de la cama, aún no logras dormir bien, pregúntale a tus vecinos si duermen bien, porque las molestias también pueden provenir de fuera de tu hogar y, ser un hecho del ser humano y no de la naturaleza.

Las perturbaciones externas pueden provenir de antenas de retransmisión y alumbrado público. Por ejemplo, tuve este tipo de problema cuando vivía en Creta, donde alquilé un departamento de vacaciones. Tenía una vista a la montaña que era espléndida y el páramo todavía floreciendo porque estábamos en mayo, y el sol no había quemado la vegetación. El departamento era hermoso y armonioso. Antes de alquilarlo, lo visité durante el día y sentí que no había ninguna perturbación importante que pudiera impedir mi dormir. La energía no era excelente, porque el edificio era de hormigón como todos los demás edificios de la costa. Por desgracia, en esta vivienda, nunca pude dormir por la noche. Solo lograba hacerlo al amanecer. Finalmente entendí que la perturbación provenía del alumbrado público. En el estrecho sendero que corría a lo largo del edificio, había postes en los que se instalaron farolas y entre los postes pasaban las líneas eléctricas de alta tensión. Además, la central eléctrica se encontraba a solo un kilómetro de allí, a orillas del mar. Esta iluminación perturbaba la energía de todos los apartamentos del edificio que daban a este camino. Después de una pequeña encuesta a mis vecinos, supe que no era la única que no podía conciliar el sueño hasta el amanecer, es decir, cuando el alumbrado público estaba apagado. Esto no era causado por la luz, porque todos teníamos buenas persianas que nos permitían dormir en la oscuridad.

Si no estás durmiendo bien verifica que tu casa no esté cerca de una línea de alta tensión, que no tenga una antena en la azotea justo encima de tu dormitorio, y así sucesivamente.

En Creta, la única solución era irme antes de lo previsto. No me importó, porque no era mi residencia principal y durante el tiempo que pasé allí pude adaptarme a las circunstancias escribiendo de noche y durmiendo en la madrugada. Durante el día, la energía volvía a la normalidad, tan pronto como el alumbrado público se apagaba.

Afortunadamente, algunas alteraciones pueden corregirse o mejorarse. Esto requiere la ayuda de geobiólogos que tengan instrumentos para detectar las perturbaciones y saber cómo corregirlas. La ciencia considera a la geobiología como una charlatanería, pero cada vez más personas la utilizan con éxito. Puedes encontrar direcciones en los motores de búsqueda escribiendo "geobiólogo", "armonización de energía en el hogar".

Si tus problemas de insomnio son causados por causas externas, podrás sanar fácilmente por la buena razón de que no estás realmente enfermo. El hecho de que hayas reaccionado con insomnio demuestra que tu cuerpo está funcionando bien. Por desgracia, algunas personas no se vuelven insomnes en lugares problemáticos, pero pierden su salud y, a veces, dejan su vida allí.

En su Guía de geobiología, Michel Moine y J-L Degaudenzi citan el caso de un edificio maldito ubicado en la rue Blanche de París (*Manual de energías telúricas, experimentos energéticos para vivir mejor*, Anocero, Biblioteca fundamental). En este edificio, los ocupantes de todos los apartamentos e incluso un perro estaban enfermos. Muchas personas ya habían muerto por el mismo tipo de patología, cuando un médico que vino a instalar su oficina en la planta baja puso su dedo en la causa enérgica de estos problemas. Estos fueron corregidos por un geobiólogo y todos recuperaron la buena salud, incluso el médico que comenzó a perderla cuando llegó a la escena. Afortunadamente para él, porque antes de él, otros dos colegas que habían ocupado este mismo gabinete murieron.

Si duermes en un lugar energéticamente correcto al nivel del suelo, el sótano y el medio ambiente, es posible que las perturbaciones de la energía que te causan insomnio sean debidas a sus dispositivos eléctricos, o la presencia de metal en tu ropa de cama.

Entonces, los problemas relacionados con las perturbaciones de la energía natural también pueden verse agravados por tu ropa de cama. Los colchones con muelles de metal, los somieres de metal, los marcos de cama de metal perturban el campo electromagnético del cuerpo humano. Ellos deben ser eliminados. Elija una cama, un colchón, sábanas y mantas en materiales naturales no alérgicos. Evite todo lo que sea metálico en el armazón de la cama. La elección de la ropa de cama es importante. Nunca lo decimos lo suficiente, pero es obvio: para dormir bien, necesitas un buen colchón adaptado a tu tipo de cuerpo y una buena almohada que asegure que tus vértebras cervicales estén en una posición óptima para que tu cerebro funcione al máximo. No es la ropa de cama más cara ni de moda que siempre funciona mejor. Conócete a ti mismo. También asegúrate de que tu habitación esté bien ventilada, reciba luz y aire durante el día y esté oscura por la noche. La oscuridad relaja los ojos, que mediante el entrenamiento relaja el cuerpo y conduce a quedarse dormido.

Además, mantén tu cama alejada de todos los electrodomésticos. Estos continúan emitiendo radiación incluso cuando están apagados. Idealmente, tu cama debe ubicarse lo más lejos posible de los enchufes eléctricos. Esto rara vez es el caso en los hogares modernos.

Si tiene atrapados alrededor de su cama, lo mejor es apagarlos por la noche directamente en la fuente. Eso es hecho eficazmente rompiéndolos en el medidor de electricidad. Te quedarás dormido más fácilmente. En tu habitación, evite tener superficies reflejantes como ventanas y espejos que son perjudiciales para un buen descanso y un buen sueño. Si los tienes y no puedes eliminarlos, cúbralos con un paño o papel durante la noche.

Por supuesto, no se recomienda dormir con el teléfono móvil encendido y colocado sobre la mesita de noche o peor debajo de la almohada. Molestara tu cerebro. Si tienes que dejar tu teléfono encendido, colócalo tan lejos de tu cabeza como sea posible. Los radio-despertadores, televisores, tabletas, computadoras no deberían tener su lugar en un dormitorio. Si no puedes evitarlo, apágalos durante la noche, desenchúfalos y cúbrelos con un paño.

Si tienes un bebé o niños pequeños y los encuentras la mayoría de las veces dormidos en forma atravesada en la cama, cambia la posición de la misma en la dirección en que duerme. Los bebés tienen casi todos los reflejos instintivos para orientarse en la dirección más favorable para su sueño. Cuando esto no es posible, pueden tener muchas pesadillas y evitar que sus padres duerman. No hace falta decir que los dispositivos de monitoreo remoto para recién nacidos son extremadamente dañinos para el sueño de estos bebés y para niños pequeños.

En este punto, es posible que hayas encontrado la solución a tu problema de sueño. Si no es el caso, entonces verifica si el problema podría provenir de tu cuerpo.

CAPÍTULO 2: CAUSAS CORPORALES (FACILES DE ELIMINAR), QUE PUEDEN CAUSAR INSOMNIO Y EN LAS QUE GENERALMENTE NO SE PIENSA

Todo el mundo conoce el efecto nocivo de los estimulantes en los ritmos de sueño/vigilia, pero pocas personas saben que tener el estómago hinchado interrumpe el sueño. Es importante tener la barriga limpia y en buenas condiciones para dormir bien, evitar el insomnio y/o las pesadillas. Occidente ha descubierto recientemente que los humanos tienen un segundo cerebro. Este se encuentra en el vientre. Tendría doscientos millones de neuronas e interactuaría con el primer cerebro, el de la cabeza. Los ancianos toltecas y mayas que habían desarrollado el arte de soñar, no tuvieron que esperar tanto para descubrir la importancia del vientre para dormir y para soñar.

En México, el arte de soñar de los antiguos mayas y toltecas se ha transmitido oralmente de generación en generación, y también a través del arte, especialmente a través de esculturas. Por ejemplo, las llamadas estatuas de Chac Mool que se encuentran en la entrada de algunos templos y que representan una figura extendida en la parte posterior, las piernas dobladas, el busto levantado, la cabeza vuelta hacia la derecha, las manos dispuestas alrededor del ombligo y sosteniendo un cuenco no son, como la mayoría de los arqueólogos creían, tablas de sacrificio. Por el contrario, como lo enseña Sergio Magaña, heredero del antiguo arte de soñar Maya-Tolteca, estas estatuas representan un ejercicio practicado por los antiguos mayas-toltecas para perfeccionar sus habilidades en el arte de soñar. Aquí abro un paréntesis para enfatizar cuán diferentes son la cosmovisión y los artefactos arqueológicos, dependiendo de si los miramos solo con las limitaciones de nuestra mente racional o con toda la apertura de una mente reconectada con el subconsciente. Escribí un libro para explicar a los arqueólogos como podían usar sus sueños, para descubrir y entender más fácilmente los artefactos del pasado. Vuelvo a nuestro tema: la importancia de la condición del vientre para dormir bien. Con esto quiero decir que es importante que el sistema digestivo esté limpio y en el mejor estado de funcionamiento posible. Lo cual en nuestro mundo moderno es cada vez más raro a partir de los treinta años y, a veces, incluso antes. La comida desnaturalizada que ingerimos con más frecuencia en estrés, ruido, agitación y sin conciencia termina congestionando el sistema digestivo. Sobre todo porque en el mundo moderno hemos olvidado las reglas básicas de sentido común e higiene intestinal que algunas sociedades tradicionales siempre aplicaron. Afortunadamente, con el aumento de las enfermedades del sistema digestivo y las alergias alimentarias, estas prácticas están reapareciendo tímidamente en nuestros países.

Debido a la impotencia de la medicina alopática para aliviar el dolor de estómago, cada vez más personas recurren a alternativas más antiguas y se hacen cargo de restaurar su salud. El libro intitulado "*Testimonio sobre los Beneficios de la Higiene Intestinal*" escrito por Laure Goldbright explica cómo el ensuciamiento progresivo de los intestinos termina siendo una bola de nieve e interrumpiendo todo el cuerpo. Afortunadamente, este testimonio termina con un final feliz, ya que las técnicas naturales de limpieza de colon permitieron a Laure Goldbright recuperar la salud que había perdido. Sus cinco años huyendo de un médico a otro y probando todo tipo de tratamientos alopáticos o naturales y métodos de manejo del estrés no lograron aliviar sus problemas intestinales. Todo esto era impotente frente a la obstrucción material, concreta y física, debida a la acumulación de heces secas y compactadas que se adhirieron con el tiempo a las paredes de sus intestinos y le impidió funcionar normalmente. Por desgracia, los laxantes recetados por los médicos solo irritan los intestinos y empeoran la situación. Con el pasar del tiempo, todos tenemos depósitos de materia en nuestros intestinos que eventualmente ralentizan el peristaltismo (movimientos rítmicos naturales de los intestinos) congestionan poco a poco toda la esfera digestiva. Incluso si no estás sujeto al estreñimiento, e incluso si tienes diarrea con regularidad, puedes tener depósitos de materias en las paredes de tus intestinos. Basta ver lo que se queda sobre el papel higiénico que uses para comprender cómo se forman gradualmente los depósitos en el colon. Esta incrustación gradual del colon tiene muchos efectos negativos en el cuerpo y la vida de la persona afectada. En la mayoría de los casos, nunca han practicado higiene intestinal, ni siquiera saben que es (y su médico tampoco, porque no está en el programa de las escuelas de medicina), y han comido toda su vida tres veces al día sin haberse nunca detenido voluntariamente para dar un merecido descanso a su sistema digestivo.

Pude observar en innumerables ocasiones que LA CONGESTIÓN DEL CEREBRO DEL VIENTRE EVITA QUE EL SEGUNDO CEREBRO FUNCIONE CORRECTAMENTE, Y CAUSA TABIÉN INSOMNIOS Y/O PESADILLAS.

La buena noticia es que es fácil solucionar este problema limpiándolo con agua o ayunando. Laure Goldbright explica en su testimonio cómo hacerlo. Te remito a su libro para más detalles. Puedes limpiar tus intestinos haciendo enemas con una bolsa de enema y agua pura. Puedes encontrar bolsas de enemas, por ejemplo, en Amazon y en las tiendas de productos biológicos, o en las farmacias. En Francia, a veces es difícil encontrarlo a un precio pequeño. Este no es el caso en Italia, donde a pesar de que las prácticas de higiene intestinal han disminuido parcialmente a favor de la ilusión de laxantes alopáticos, la higiene intestinal todavía es conocida y practicada por muchas personas. Y afortunadamente, porque la pasta... ¡se pega! En Italia, las bolsas de enema baratas se encuentran fácilmente en todas las farmacias. Estas mismas bolsas que se venden en Francia, a veces cuestan cuatro a cinco veces más. Los italianos también han inventado un sistema de enema intestinal muy inteligente, eficiente y fácil de usar. Además, no es una ruina porque se vende solo cincuenta euros. Se llama "*My Perfect Colon*". Las peras de enema que se venden en farmacias no son muy efectivas, pero a veces es mejor que nada.

Muchos otros dispositivos de limpieza intestinal aparecieron en el mercado en los últimos años. La mayoría proviene de China. No los he probado todos. Idealmente, si tienes insomnio y estómago hinchado, debes realizar tus primeras limpiezas intestinales con una persona competente y entrenada para este propósito, que tenga una máquina de irrigación colónica y que al mismo tiempo te haga un masaje en el vientre para alentar el desprendimiento de materiales viejos. Estas máquinas pueden enviar mucha agua y limpiar gradualmente todo el colon. No es doloroso. Después de algunas sesiones encontramos bienestar físico y un sueño tranquilo. Si tienes una panza grande e insomnio y/o pesadillas que generalmente van con esta condición, necesitarás al menos tres sesiones. Te aconsejo que termines con una sesión de acupuntura para la digestión. Esta sesión tendrá el efecto de reiniciar la circulación energética en tu sistema digestivo. El efecto de la limpieza intestinal sobre el sueño es bastante espectacular. Es mucho mejor que los somníferos.

Limpiando los intestinos con solo agua, como siempre se ha hecho desde la antigüedad, la mayoría de los insomnios, pesadillas y trastornos del sueño se curan naturalmente. ¡Sin mencionar los otros beneficios para la apariencia física de los que Laure Goldbright habla en su libro y que son mucho más efectivos que cualquier crema de belleza! Cuando el estómago está descongestionado, libre de materia estancada, generalmente dormimos todo de una vez sin despertar, casi nunca tenemos pesadillas, tenemos sueños mucho más claros y recordamos mucho más fácilmente los sueños. Durante el día, también tenemos una mejor memoria y una mejor atención porque el cerebro está mejor irrigado. Uno de los efectos más nocivos de un vientre lleno de gas, congestionado y obstruido es la ralentización de la circulación sanguínea y la fatiga del corazón. Además, la sangre se vuelve de mala calidad porque transporta más y más toxinas que el cuerpo ya no puede evacuar.

Se ha observado científicamente que, con la edad, la capacidad de soñar disminuye y desaparece gradualmente y la calidad del sueño se deteriora. Pero esta información se debe poner en paralelo con el hecho de que, con la edad, y si no se practica el ayuno o la higiene intestinal, los intestinos se vuelven cada vez más inmundos. Es esta contaminación progresiva la que elimina gradualmente la capacidad de soñar y no la edad avanzada. Solo tengo que mirar la condición del vientre y la piel de las personas que encuentro en la calle para saber si sueñan. Además, observo que la diferencia más llamativa entre una persona de setenta años que nunca ha practicado ayuno o higiene intestinal y una persona de veinte años es la impresión de limpieza que emerge del cuerpo de la persona más joven. ¡Setenta años comiendo sin parar y sin limpiar el sistema digestivo ayunando! ¡Imagínate si tu casa fuera abandonada durante setenta años, en qué estado la encontrarías, invadida por el polvo, todo tipo de plantas y bichos!

En el pasado, sabíamos que teníamos que limpiarnos regularmente el cuerpo para mantenernos saludables; este conocimiento se extendía principalmente a través las religiones. Lo que aún se practica en algunos países. Pero poco a poco, el ser humano se ha desconectado cada vez más de su cuerpo, ya sea de lo que siente cuando tiene mucho dolor o mucho placer. El resto del tiempo, ignora todos los mensajes que su cuerpo le envía, porque su espíritu está enfocado en el mundo exterior. Tanto es así que hace más de quinientos años Leonardo da Vinci había predicho:

"Los hombres llegarán a tal estado de degradación que se alegrarán de que otros aprovechen su sufrimiento o la pérdida de su

verdadera riqueza, la salud." (The Notebooks, Volumen 2, página 499)

Leonardo da Vinci tenía razón, pero a pesar de todo, nunca es demasiado tarde para cambiar este triste destino de la raza humana. Además, se han tomado muchas iniciativas, incluso en la comunidad médica, para revivir las prácticas ancestrales de ayuno (con o sin lavado intestinal) que son notablemente eficientes para limpiar los intestinos, el hígado, la vesícula biliar, los riñones, la piel, el cuerpo entero e incluso la mente.

El ayuno es lo más fácil de hacer para limpiar nuestro cuerpo, incluso nuestros gatos y perros lo hacen instintivamente cuando no se sienten bien. Es mucho más fácil dejar de comer por completo que reducir la cantidad habitual de alimentos ingeridos. LOS AYUNOS TIENEN UN EFECTO ESPECTACULAR EN EL SUEÑO EN CALIDAD, CANTIDAD Y MEMORIA. Lo experimento regularmente. Empecé a ayunar alrededor de los treinta. En ese momento, mis ayunos fueron muy cortos, limitados a un día. Después, aprendí a ayunar más. Ahora, regularmente ayuno durante siete días, precedidos por irrigación colónica y acupuntura. Siempre he preferido ayunar sola, escuchando mi cuerpo, mi intuición, mis sueños. Pero, hay personas a las que les gusta ayunar con otras personas en lugares donde son guiadas por personas más experimentadas. No tendrás problemas para encontrar buenas direcciones de centros de ayuno en Internet.

Limpiando los intestinos con irrigación colónica o ayuno, el sueño natural reaparece muy a menudo. Sin embargo, si el insomnio regresa aproximadamente una semana después de retomar tu dieta habitual, tu insomnio puede deberse a alergias alimentarias. En este caso, deberás observarte para comprender qué alimentos (o drogas) te causan trastornos del sueño. Te daré un ejemplo personal. Particularmente me gustan los plátanos. Encuentro que el plátano es una fruta excelente que llena mis deseos de azúcar sin la inconveniencia de los pasteles y me da energía. Los como casi todos los días y los compro en el circuito de tiendas orgánicas. Un día, sin embargo, frente a la dificultad de obtener plátanos maduros en este circuito, fui a comprar algunos en una tienda de frutas y verduras en la calle. Continué entonces, porque descubrí que los plátanos eran excelentes y que era mucho más fácil encontrar plátanos maduros fuera del circuito orgánico. Después de un tiempo, comencé a experimentar trastornos del sueño que no me podía explicar. Finalmente, llegué a la conclusión de que lo único que había cambiado era el lugar donde compraba los plátanos que comía casi todos los días. Luego tuve la experiencia de dejar de comer durante unos días y pude ver que mis problemas para dormir estaban desapareciendo. Después de una breve búsqueda en Google, entendí por qué. Los pesticidas utilizados para cultivar plátanos son neurotóxicos, especialmente el propiconazol y el difenoconazol, que se usan para combatir un terrible hongo en las plantaciones de plátanos. Desafortunadamente para la población local, estos pesticidas se diseminan por aire y se diseminan por todo el entorno, afectando así la salud de todos. Algunas voces se han levantado para combatir estas prácticas y espero que sean un gran éxito. Mientras tanto, hice mi elección rápidamente, volví a comprar mis plátanos en las tiendas de alimentos orgánicos y cuando no tengo acceso a los plátanos maduros, no los como. Me di cuenta también de que donde vivo algunos plátanos vendidos como orgánicos no lo son en realidad.

Hoy en día, muchos alimentos se han vuelto tóxicos debido a pesticidas, aditivos, etc. Cada persona reacciona a su manera. La condición del sistema digestivo es muy importante para la calidad del sueño, por lo cual es esencial, si tienes insomnio, comprobar si la causa podría ser la comida. La mejor manera de hacerlo es ayunar, y luego reintroducir gradualmente tus alimentos favoritos y observar cómo duermes y, si duermes, cuáles son tus sueños. (Los sueños son una excelente manera de comunicarse con el cuerpo y de estar informado acerca de lo que no es correcto para él).

Después de verificar que la interrupción de tu sueño no se debe al hábitat, el estado de tu sistema digestivo o una alergia a los alimentos, aún debes controlar el estado de tu columna vertebral y, especialmente, controlar que tu atlas esté en una buena posición.

Insomnio causado por la posición incorrecta del atlas

El atlas es la primera vértebra cervical. Es ella la que une el cuerpo con la cabeza. Como todas las vértebras, es atravesada por la médula espinal, las arterias y los nervios. Cuando, casi siempre debido a un accidente, una caída o un golpe, el atlas ya no está en su lugar natural, la circulación sanguínea y los impulsos nerviosos se alteran en el cerebro y ya no puede funcionar normalmente. Una mala posición del atlas provoca a veces insomnio, casi siempre trastornos del sueño y del estado de ánimo y también muchas pesadillas. Puedo para hablar de ello desde que me ocurrió a mí. Por suerte, pude encontrar una solución que estoy feliz de poder compartir con mis lectores.

Cuando tenía alrededor de siete años, un poco antes de Pascua, un domingo, me desmayé en una misa en la iglesia del pueblo. Estaba parada junto a una estufa de carbón que estaba encendida porque todavía hacía mucho frío para la temporada, y yo tenía demasiado calor. Cuando caí sobre mi silla, ésta se cayó y mi cuello golpeó la parte superior del respaldo. Recuerdo que volví en mi en el momento en que me llevaron a casa. Estaba en los brazos de las personas que me habían trasladado. Estábamos en la entrada de la casa. No podía mover mi cuerpo, pero tenía los ojos abiertos y solo podía ver zigzags como vemos en las pantallas de televisión rotas. También podía escuchar a mi madre gritar de terror al verme en este estado. Ella pensó que yo iba a morir. Sin embargo, una hora más tarde, volví a correr como un conejo feliz con mis hermanos y hermanas en la casa y todos rápidamente se olvidaron de este incidente, incluso yo. Sin embargo, este choque había movido mi atlas, tuve lo que se llama el "latigazo cervical". Desde ese día, comencé a tener pesadillas y mucho dolor en el cuello y la espalda. Como resultado, todo mi cuerpo estaba desequilibrado, pero como era una niña llena de vida, me había adaptado a vivir así. Alrededor de los veinticinco años, tuve una serie de sueños que me mostraban que tenía un problema en el cuello. Entonces recordé este accidente en mi infancia y comprendí que algo se había movido. Luego fui a ver a mi médico para ordenar una radiografía de la columna vertebral para verificar el estado y la posición de mis vértebras y especialmente de las cervicales. Este médico, que también fue mi primer acupunturista me aliviaba regularmente y temporalmente mis tortícolis frecuentes con sus agujas. Me dio una receta y en la siguiente visita le llevé las radiografías y el informe del radiólogo. Todo era normal en mi espalda, las vértebras estaban en perfectas condiciones y en una buena posición. Solo se pudo detectar una rigidez en el cuello que el radiólogo atribuyó a una probable mala posición de trabajo. Abandoné esa pista, así que continué por un tiempo, aliviándome con la acupuntura y la osteopatía, pero nunca pude resolver mi problema. Hasta el día en que tuve la oportunidad, mientras paseaba por París, de descubrir a la entrada de un edificio la placa de un osteópata especializado en osteopatía craneal. Inmediatamente entré al edificio para hablar con el terapeuta sobre mi problema. Fui recibida por su esposa que se encargaba de la recepción de los clientes. Su esposo estaba en consulta. Le conté sobre mi caso. Agendamos un turno y me pidió que le llevara las radiografías. El día de la cita, este especialista tardó muy poco en mostrarme que en realidad tenía las vértebras aparentemente alineadas, ¡pero con la cabeza torcida! Lo que significaba que mi atlas estaba fuera de lugar. Hizo una línea con una regla en la radiografía para resaltar el problema al nivel del atlas, luego en las caderas, ya que todo mi cuerpo se había inclinado en la extensión de la mala posición de mi atlas.

Radiografía de mi atlas con el rasgo dibujado por el osteópata que destaca la diferencia de nivel:

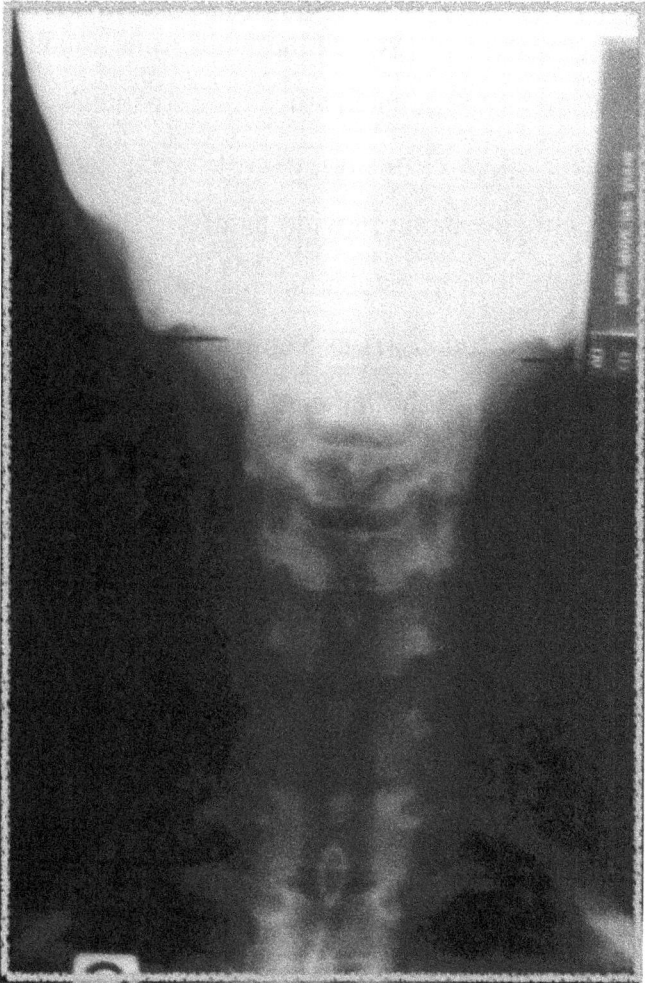

Luego me dio dos pendientes largos que me pidió que usara. Con estos colgantes, tuve que mirarme en un espejo mientras inclinaba la cabeza hacia atrás. Allí, pude ver claramente que cuando inclinaba la cabeza hacia atrás, los colgantes no se mantuvieron en el mismo nivel. El accidente que tuve realmente había movido el atlas y los sueños que me indicaron este problema eran correctos. Lástima que todos los especialistas que consulté hasta entonces solo habían mirado la columna vertebral sin controlar la posición de mi cabeza. ¡Ah! ¡Ah! entendí entonces por qué mis compañeros de clase me dijeron que estaba bizca como el león de Safari (una popular serie de televisión). Con la cabeza torcida, mis ojos también eran como pendientes, y daba la impresión de que estaba entrecerrando los ojos, incluso si no era el caso. Estaba encantada de haber encontrado finalmente a alguien que había podido distinguir la mala posición de mi atlas y pensé que ahora podría resolver este problema fácilmente a través de unas pocas sesiones de osteopatía. Por desgracia, las manipulaciones que me hizo solo contribuyeron a empeorar la situación. Un día, después de la manipulación, sentí tanta presión en mi cabeza que me asusté y decidí parar. Afortunadamente, unos años más tarde, tuve la oportunidad de encontrar en una revista un artículo sobre René Shümperli, el inventor suizo del método Atlas-Profilax. Al leer el artículo y los testimonios que se mencionaban, me di cuenta de que finalmente había encontrado la solución a mi problema. Inmediatamente concerté una cita y, una semana más tarde, después de tantos años, mi atlas volvió una vez más a su lugar natural, ya no tenía la cabeza torcida y podía girar la cabeza en silencio hacia la derecha y hacia la izquierda sin problemas. Lo cual cambió mi vida y especialmente mis noches. Mi sueño se volvió mucho mejor y mis pesadillas cesaron incluso cuando dormía sobre mi espalda, lo cual no había podido hacer desde mi niñez sin tener terribles pesadillas. Muchos de nosotros hemos desplazado el atlas, a menudo debido a una caída mala y olvidada en la infancia, o debido a las circunstancias de nuestro nacimiento. Si eres propenso al insomnio, verifica que todo esté bien en tu cuello. Con la invención de René Shümperli, podemos devolverle al atlas su lugar en minutos, sin manipulación osteopática, sin peligro y sin dolor, simplemente enviando vibraciones a la parte posterior del cuello. Estas obligan a nuestros músculos, que se tensaron automáticamente, a evitar lo peor, a relajarse, permitiendo que el atlas reasuma de forma natural y permanente su lugar. Este método ha ayudado a muchas personas, incluyéndome a mí. Es desafortunado que esta técnica relativamente simple, no se adapte a trabajar con la comunidad médica. Puedes encontrar toda la información sobre este método y direcciones de personas formadas por el Sr. René C. Schümperli en el sitio:

www.atlasprofilax.ch

René C. Schümperli demuestra en sus libros que las manipulaciones osteopáticas de la corrección del atlas no permiten volver a colocarlo en su lugar, lo que pude verificar yo mismo antes de leer su libro.

En resumen, hemos visto que algunos insomnios pueden deberse a:

- perturbaciones electromagnéticas en el hogar y posición pobre de la cama;

- problemas de congestión intestinal,

- una mala posición del atlas (la primera vértebra cervical).

Si has controlado todo esto, no estás nervioso, no tienes ni televisores, ni computadoras, ni teléfonos celulares, ni tabletas, ni dispositivos eléctricos cerca de tu cama, tu insomnio puede deberse a un trauma psicológico hundido profundamente dentro de ti y olvidado. Esta causa es obviamente conocida, sin embargo, existen otras formas además de la psicoterapia y sus derivados para superarlas y encontrar un buen sueño. Voy a hablarte ahora acerca de otras opciones que normalmente no tenemos en cuenta para acceder a un trauma interfiriendo con el sueño y eliminarlo.

CAPÍTULO 3: INSOMNIO DEBIDO A CHOQUES EMOCIONALES Y FORMAS DE SUPERARLOS ALTERNATIVAS A LA PSICOTERAPIA Y SUS DERIVADOS

El problema con los choques emocionales que nos mantienen despiertos es que a menudo nos olvidamos de ellos. Siguen enterrados profundamente en nuestra memoria y, a veces, se necesita una larga psicoterapia para sacarlos a la superficie y eliminarlos.

La única vez en mi vida en que pasé una semana insomne fue cuando volví de una estadía de tres meses en Nueva York, donde no tuve problemas para dormir. Ya tenía experiencia del sueño y de los sueños, así que probé sin éxito todo lo que sabía que podía curarme de este insomnio cuya causa no entendía y que, por lo tanto, atribuí al jet lag. Agotada por todas esas noches sin dormir, terminé yendo a un acupunturista. Al recostarme sobre la camilla, las agujas de acupuntura hicieron rápidamente su efecto. Sentí la energía que circulaba en mis meridianos y de repente entendí la causa de mi insomnio: fue un shock emocional que viví en Nueva York. Recibí durante esta estancia una carta de mi familia anunciando la muerte de mi padre. Entonces recordé que experimenté un gran estrés porque estaba muy lejos y que todo había terminado y que dudaba en regresar de inmediato a Francia. Decidí quedarme. Mientras estuve en Nueva York, mi sueño fue normal. No fue sino que regresé a Francia que los efectos del shock emocional se manifestaron a través del insomnio. Afortunadamente, solo una sesión de acupuntura fue suficiente para traer este trauma y eliminarlo. Recomiendo mucho la acupuntura a todos los que sufren de insomnio, cuya causa no es atribuible a su entorno material, ni a las impurezas de su cuerpo, porque la acupuntura actúa eficaz y rápidamente en todo tipo de trauma emocional.

Para las personas que tienen miedo a las agujas, también existe otra forma muy efectiva de eliminar las causas emocionales del insomnio. Se trata de la isoterápia homeopatíca. Este tipo de homeopatía es extremadamente poderosa cuando se trata de un trauma, especialmente cuando podemos beneficiarnos de los efectos de los del *Amaroli*.

¿Pero, qué es *Amaroli*? Había escuchado muchas veces acerca de los beneficios del *Amaroli* (urinoterapia), una práctica milenaria de la India. Pero estaba muy reacia a probarlo. Me parecía ilógico y antinatural beber la propia orina, y no puse en práctica todo lo que había leído al respecto. Sin embargo, un poco más tarde, al descubrir un gran cambio positivo en la salud de alguien de mi entorno, le pregunté qué había hecho y me enteré de que había practicado *Amaroli* durante unos meses. Esto me dio el coraje necesario para comenzar, pero solo con baños de pies con agua y orina. Los resultados fueron espectaculares. Después de algunas investigaciones adicionales, aprendí que la urea extraída de la orina es revendida al público en tarros de crema por la industria farmacéutica. De hecho, la orina es excelente para la piel y muchas otras cosas, pero no es el tema de este libro. Y si te interesa, no tendrás problemas para encontrar información sobre el tema escribiendo "*Amaroli*" en un motor de búsqueda. Poco a poco, me di cuenta del beneficio de practicar *Amaroli,* pero a una dosis homeopática para traer recuerdos traumáticos a la superficie y poder eliminarlos. Esto permite que las personas que se han vuelto insomnes como resultado de un choque emocional (del cual no son conscientes) reanuden el sueño normal.

Probé en mí misma el *Amaroli* homeopático para resolver un problema de alergia que ocurría cada vez que entraba a un supermercado. Durante la mayor parte de mi vida, no pude ir de compras a grandes tiendas sin enfermarme al día siguiente. Un día, decidí resolver este problema, que era cada vez más embarazoso, y acudir a un especialista en alergias para determinar la causa y eliminar la alergia. Hice una investigación preliminar en Internet para descubrir cómo se procede habitualmente a desensibilizar a los pacientes con homeopatía. Aprendí que era necesario llevar algo de la sustancia alergénica que luego se hubiera usado para hacer el remedio homeopático. No era posible para mi llevar un estrato de todos los grandes almacenes que evitaba para no provocar la alergia. Continué mi investigación y encontré un sitio en el que se explicaba que, en caso de imposibilidad de llevar una parte del alérgeno, bastaba con utilizar las secreciones del paciente cuando estaba en crisis. Con una cantidad muy pequeña de estas secreciones permitidas para macerarse, se fabrica una medicina homeopática. Pero este tipo de homeopatía esta prohibida en

Francia, y el artículo explicaba cómo hacerlo uno mismo. Era un juego de niños. Fui a una tienda local y al día siguiente estalló mi ataque alérgico habitual. Tuve la idea, dado que era consciente de los beneficios de *Amaroli*, de usar una gota de mi orina para hacer mi medicina homeopática. No esperaba en absoluto los resultados aparecieran muy rápidamente (aunque ni siquiera maceré un tiempo la solución inicial): recuerdos traumáticos de mi infancia me aparecieron en la forma de una película donde me vi a mí misma con mis padres peleando en las tiendas. Mis padres solían discutir cuando compraban juntos, y solía ir con ellos porque me gustaba ir de compras. Con la repetición de estos eventos desagradables, mi psiquis y mi cuerpo terminaron grabando que las tiendas departamentales eran un ambiente hostil y que, por lo tanto, era necesario activar todo el arsenal de defensas inmunes cada vez que me encontraba en tal contexto. Lo cual explicaba mis alergias a las compras. ¡Qué sorpresa fue para mí!

Hacía mucho tiempo que había olvidado estos malos hábitos de crianza. Gracias al *Amaroli* homeopático que tuvo una notable eficacia, pude eliminar este trauma y ya no sufrir este tipo de alergia. Así que fue este trauma y no cualquier sustancia alergénica presente en los grandes almacenes lo que provocaba mis alergias. Desde entonces, aconsejo este método a todos aquellos que sufren de insomnio cuya causa no ha sido detectada. Al aplicar esta técnica, se puede obtener información sobre la posible causa traumática de ciertos insomnios. Esta es una forma muy interesante, como ves, de ubicar y eliminar los recuerdos traumáticos que podrían ser la causa de un insomnio. No cuesta nada probar y no arriesgas nada. Ya no hay ni sabor ni olor de la orina, porque la pequeña gota que habrás usado inicialmente se habrá diluido mucho. Sin embargo, tú eres reacio a tragar este tipo de remedio de orina, aún tienes la opción de hacerlo con otra cosa, por ejemplo, una lágrima. Debería funcionar también.

He aquí cómo proceder:

Si lo haces tú mismo, necesitarás una pequeña botella y una gota de orina para comenzar. Ponemos agua hasta llenar la botella, agregamos una gota de orina en la botella, sacudimos 100 veces, luego arrojamos el agua. Se agrega agua nuevamente que se mezclará con lo poco que queda en las paredes de la botella y se agitará de nuevo 100 veces. En cada etapa se obtiene una dilución adicional. Lo hago 30 veces para mí porque son los remedios homeopáticos en la dilución 30 a los que reacciono mejor. Para preservar tu remedio, puedes agregar alcohol. Por mi parte, prefiero mantener mi remedio sin alcohol y rehacerlo si es necesario. Porque creo que el sabor del alcohol es muy desagradable, especialmente por la mañana con el estómago vacío.

Encontrarás en Internet muchos sitios especializados que explican en detalle cómo hacer estos tipos de remedios homeopáticos. También, si no vives en Francia donde está prohibido, puedes pedir a un laboratorio que te lo prepare.

Con experiencia, he observado que el efecto del *"Amaroli homeopático"* para rastrear recuerdos traumáticos en la superficie se multiplica si se complementa al mismo tiempo con magnesio. Al escribir esto, incluso se me ocurrió la idea de mezclar Amaroli + magnesio con una dosis homeopática. Voy a probar uno de estos días y publicaré los resultados en mi sitio. Mientras tanto, voy a hablar sobre una fuente de magnesio que aún se desconoce y que es la fuente más efectiva y más natural disponible en el mercado.

Los efectos del aceite de magnesio contra el insomnio:

Durante mi investigación, pude observar que en caso de trauma debido a un choque emocional, observamos una deficiencia de magnesio. Tiene sentido, ya que el estrés es un gran consumidor de magnesio.

La mayoría de nosotros tenemos una deficiencia en el consumo de magnesio, yo también lo he tenido. Probé varias formas de suplementos de magnesio disponibles comercialmente. Me perturbaron tanto el sistema digestivo, con tan pocos resultados positivos que terminé optando por un suplemento homeopático. Hasta el día en que descubrí el aceite de magnesio, que es mucho más efectivo y lo tomo regularmente para relajarme y relajar mis músculos, o para dormir cuando estoy estresada. Algunos insomnios rebeldes pueden provenir de una simple deficiencia de magnesio. En estos casos, el aceite de magnesio realmente funciona de maravilla. No es un regalo del cielo, sino un regalo del mar. Un mar fosilizado descubierto hace unos años en Holanda.

La primera vez que escuché sobre este producto fue siguiendo una de mis búsquedas en Internet. Estaba muy estresada cuando volví de un viaje que había sido muy malo y tuve la idea de escribir en Google: "¿Qué estamos perdiendo como minerales cuando estamos estresados?". Navegando por internet, llegué a un sitio que vendía "aceite de magnesio". Cuando leí artículos que promocionaban los innumerables beneficios de este producto, parecía demasiado bueno para ser cierto y pensé que era una estafa. Mi intuición, sin embargo, me dijo que lo intentara y escuché como de costumbre. Especialmente porque este producto no cuesta dinero y realmente no corría un gran riesgo al intentarlo. Tuve la suerte de encontrar algunos en una tienda cerca de mi casa en París. También se puede ordenar en línea. Encontrarás revendedores fácilmente. El "aceite de magnesio" es un remedio natural que suple eficazmente la deficiencia de magnesio que todos sufrimos cuando estamos en un estado de estrés. El aceite de magnesio en realidad no es aceite, sino un líquido blanco translúcido un poco viscoso. Es agua de mar fosilizada con agua añadida. Contiene magnesio natural de excelente calidad. Es suficiente poner cada día un poco sobre la piel para sentir los beneficios muy rápidamente.

La piel absorbe el magnesio de manera mucho más eficiente que el sistema digestivo. Esto también tiene la otra ventaja de evitar disturbios digestivos e intestinales debido a la ingestión de magnesio.

El aceite de magnesio es un producto excelente que no dudo en recomendar. Ayuda a relajarse y también a aliviar los dolores musculares debidos al estrés. El estrés es uno de los mayores enemigos del sueño y los sueños. Afortunadamente, hay muchas maneras de ayudarnos a relajarnos: yoga, acupuntura, meditación, caminar en la naturaleza, deportes, lectura. Elija lo que funcione mejor para ti y lee el próximo capítulo para aprender a aprovechar las ondas que provienen de otras personas que duermen para relajarse y dormir también.

Fotografía de una botella de aceite de magnesio:

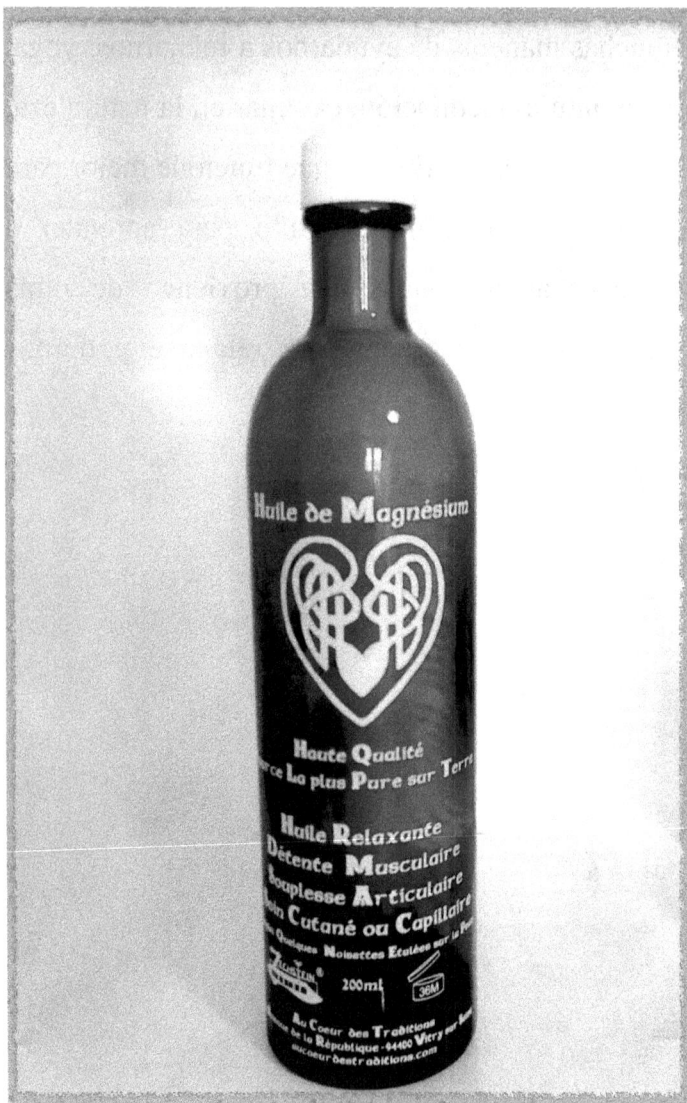

CAPÍTULO 4: PIENSA EN USAR EL EFECTO DOMINO DE OTRAS PERSONAS QUE ESTAN DURMIENDO

En caso de insomnio, rara vez pensamos en aprovechar las ondas cerebrales y el ritmo respiratorio de otras personas que sí duermen. Sin embargo, es muy efectivo.

Si vives en pareja y la persona que está en tu cama contigo duerme bien mientras tú luchas contra el insomnio, acércate a ella, ponte contra ella, o tócala e imita su respiración. Verás que tiene el ritmo particular del sueño y que al adoptar este ritmo, te rendirás tu también al sueño.

Si eres soltero, esta técnica no es para ti, pero puedes hacerlo de manera diferente usando la idea que una vez tuve a través de los gatos.

Un día de verano, mientras escribía en mi habitación del ático en París, la gata de mi vecino

Mistigri vino a visitarme. Lo que hacía muy a menudo, porque mi casa era el bar de los gatos del barrio que solían venir y beber en las tazas de agua que tenía cerca de mi ventana. Ese día, después de beber un poco de agua, en lugar de volver a los tejados de París, Mistigri se fue a la cama y se durmió. Estaba despierta y trabajando, y aprecié su presencia relajante. Ella misma disfrutaba poder liberarse de sus cachorros y volver a casa en paz. Sin embargo, después de diez minutos, sus cuatro hijos entraron por la ventana, bebieron un poco en las tazas de agua y comenzaron a dormir junto a su madre. Así que tuve cinco gatos durmiendo en la habitación. Lo cual tuvo el efecto de entrenarme también en el sueño. Un sueño que era demasiado difícil de resistir. Me acosté con los gatos y cuando me desperté, se habían ido. Esta experiencia fortuita me dio la idea de probar el efecto de las ondas cerebrales de otras personas sobre los sueños y el sueño. Entonces les pedí a amigos y familiares que durmieran en la misma habitación que yo por lo menos una noche. Intenté con una persona a la vez para probar el efecto de la presencia de una persona determinada en mis sueños, mi sueño y mi nivel de energía. Luego tuve la idea de probar el efecto de un gran grupo de personas en mi sueño, mis sueños y mi nivel de energía.

Como mi alojamiento en París no era lo suficientemente espacioso como para que yo pudiera dormir en una habitación con, por ejemplo, cincuenta personas, compré una tarjeta de los albergues de la juventud y me fui a dormir a dormitorios abarrotados, preferiblemente mixtos.

Pude sentir en el sueño y en la realidad el efecto de las ondas cerebrales de un grupo de personas dormidas. Les paso los detalles y vuelvo a lo que más nos interesa: la cura del insomnio. Cuando duermes en un lugar ocupado por muchas otras personas que también duermen, te beneficias del efecto de grupo que armonizará la energía de tu cuerpo y te dará un impulso para volver a dormir mejor. (Por supuesto, tendrás que estar equipado con dispositivos para taponar los oídos y una máscara para los ojos si eres sensible al ruido y a la luz). Si no duermes la primera noche, estarás muy agotado y necesariamente dormirás la noche siguiente. Esto te permitirá volver a conectarte con los ritmos del sueño. Así que reserva por lo menos dos noches para disfrutar el efecto de ondas cerebrales de un grupo de durmientes.

Es una experiencia muy interesante y también es algo muy práctico para recuperarte de un jet lag. Descubrí que esto tiene un efecto interesante para ayudar a sincronizar tus ritmos naturales si tienes horarios de sueño escalonados. En este caso, te beneficiarás de la energía del grupo que te ayudará a restablecer todas las funciones de tu cuerpo. Por otra parte, si su madre tiene un buen ritmo de sueño/vigilia y si tú no lo tienes porque viajas mucho, en lugar de tomar melatonina vas a dormir a su casa. Será mucho más eficaz. Por el hecho de que es principalmente el cuerpo de nuestra madre el que "hizo el nuestro", nuestro cuerpo se alinea muy rápidamente con los ritmos de sueño/vigilia de nuestra madre. Es tan poderoso que ni siquiera tienes que estar en la misma habitación para que funcione. Pero si no puedes, por una razón u otra, hacerlo, puedes hacer lo mismo con un miembro de tu familia. Funciona también, aunque es un poco menos eficiente. Como puedes ver, se pueden realizar todo tipo de experiencias emocionantes y útiles sobre los sueños y el sueño teniendo una vida diaria normal como laboratorio.

No sé si hay laboratorios científicos en los que estudiamos y medimos los intercambios de energía entre los cerebros de las personas que están dormidas, pero sé por experiencia que nuestros cerebros intercambian información y energías tanto en la realidad como en el sueño. (Este fenómeno también fue observado por otras personas que se interesan en los sueños). Tampoco necesitas tener un laboratorio para evaluar el efecto grupal sobre tu sueño y tus sueños.

CONCLUSIÓN

Aquí estamos al final de este libro, ¡espero que se haya quedado dormido!

Me gustaría terminar señalando que a veces, a pesar de que la causa inicial de las alteraciones del sueño ha desaparecido, el insomnio puede continuar debido a la rutina instalada en la mente. Si tu insomnio empezó hace mucho tiempo y cada vez que te acuestas, lo haces con miedo a no poder dormir, esto te crea tensión, lo que causa insomnio. Para romper este círculo vicioso, se creativo y haz lo contrario de lo que sueles hacer. Por lo tanto, puedes desviar tu saboteador mental y hacerlo tomar nuevos automatismos que serán beneficioso. Por ejemplo, cuando estás cansado, en lugar de desvestirte y ponerte debajo de las mantas, quédate vestido y acuéstate en tu cama y cuéntate a ti mismo que te vas a relajar sólo durante cinco minutos. También puedes, por ejemplo, decidir que no deseas dormir y que vas a hacer una competencia contigo mismo para ver cuánto tiempo puedes aguantar sin dormir.

Esto a menudo les vuelve el sueño a los insomnes. Es paradójico, pero funciona muy bien para las personas mentalmente condicionadas desde mucho tiempo atrás a irse a la cama pensando que es posible que no puedan dormir.

Te doy un ejemplo de lo que hice, en otro registro, para engañar al saboteador de mi mente para que no me estrese innecesariamente cada vez que tengo que ir de viaje. El truco que encontré fue de empacar mi maleta y volver a colocarla encima del armario. Ahí es donde normalmente la pongo cuando no estoy viajando. Poner mi maleta en la parte superior del armario es suficiente para engañar a mi saboteador y eliminar casi todo el estrés de viajar. Puedes hacer lo mismo para engañar a tu mente si está programada para evitar que duermas. Obsérvate, siempre encontrarás una solución para recuperar un sueño natural.

Al recuperar este sueño natural, puedes abrir al mismo tiempo la "puerta de tus sueños" y aprender a usarlos para vivir mejor tu realidad.

He enseñado con éxito el arte de soñar por muchos años. Si deseas saber más, puedes consultar mi sitio de Internet: www.amancini.com; o comprar en Amazon mis otros libros sobre este tema.

Te deseo un buen sueño y que tengas sueños muy dulces.

Buenas noches,

Anna Mancini

SOBRE LA AUTORA DE ESTE LIBRO

Anna Mancini, francesa de origen italiano, vive en París y es escritora y conferenciante. Estimulada por su cultura familiar, ha estado interesada en los sueños desde su primera infancia.

Más tarde, mientras escribe su tesis doctoral sobre derecho de patentes, un gran sueño cambia su vida. Este sueño especial y muy claro le da la solución de un enigma de la antigua ley romana que muchos investigadores de todo el mundo no pueden resolver.

Contra todo pronóstico, en lugar de ser recibida con entusiasmo por la comunidad universitaria, Anna fui rechazada y nunca puso presentar esta tesis. Así es como ella decide dedicarse por completo a la investigación y la experimentación en el proceso de los sueños.

Durante muchos años, ha estado observando sueños y soñadores, y ha estado experimentando comprender la influencia de su entorno y estilo de vida en el contenido de sus sueños. Para su investigación, ella también se ha beneficiado de enseñanzas antiguas y desconocidas sobre la psiquis humana, que nos han llegado a través de los vestigios de los antiguos sistemas legales.

A través de esta forma original de trabajar en sueños y usar sus propios sueños, que la guiaron a través de su investigación, ella fue capaz de:

- desarrollar un método innovador y eficaz de interpretación del lenguaje de los sueños;

- una técnica que permite hacer preguntas a nuestro subconsciente y obtener respuestas en cualquier campo;

- comprender las condiciones favorables y desfavorables para la ocurrencia de sueños creativos;

- y muchas otras cosas que facilitan la vida de vigilia y aumentan la vitalidad de los soñadores.

En 1995, fundó la asociación de investigación "Innovative You", con sede en París, donde pudo experimentar con otros, las técnicas de trabajo en sueños que ha desarrollado después de una larga investigación personal.

Anna Mancini ha escrito muchos libros que puedes encontrar en Amazon :

Las conferencias, talleres y capacitaciones de Anna Mancini se anuncian regularmente en su sitio web personal.

Puedes registrarte en sus listas de correo visitando su sitio web personal:

Francés y otras lenguas: www.amancini.com
Español: http://espanol.amancini.com

<u>Canales de Youtube:</u>

Francés con subtitulos españoles:
https://www.youtube.com/@lasignificationdesreves

Español:
https://www.youtube.com/@elsignificadodetussuenos

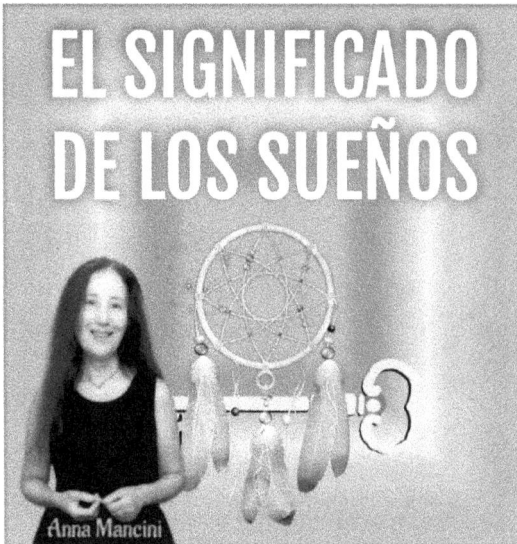

OTROS LIBROS SOBRE LOS SUEÑOS ESCRITOS POR ANNA MANCINI

El Significado De Los Sueños

Tus Sueños Pueden Salvar Tu Vida

La Clarividencia Onírica, Aprenda A Ver Su Futuro En Sus Sueños

Estrategias Para Recordar Los Sueños

Estrategias Para Dormir Mejor Y Volver A Tener Un Descanso Ideal

¿Cómo Nacen Los Inventos? Un Método Efectivo Para Obtener Ideas Innovadoras Gracias A Tus Sueños

Sueños Y Salud, Descubre Los Sueños Más Comunes Que Te Informan Sobre El Estado De Tu Cuerpo Y Aprovéchalos Para Permanecer Saludable

Las Leyes De La Energía Humana A Través De Los Sueños, Cómo Gestionar Mejor Tu Energía, Aumentarla Y Evitar Estados Depresivos Usando Tus Sueños

*Cómo Conocer Los Secretos, Enigmas Y
Misterios Del Antiguo Egipto Y De Todas Las
Antiguas Civilizaciones*

LOS LIBROS DE ANNA MANCINI PARA AYUDARTE A DESARROLLAR TUS HABILIDADES DE ENSUEÑO, SOÑAR MEJOR, Y DORMIR MEJOR

Se necesita una cantidad variable de tiempo para entrenar de manera efectiva en mis técnicas de sueño. Este tiempo varía según el nivel inicial del estudiante. Cualquiera puede aprender este arte de soñar, incluso las personas que creen que no están soñando y hasta las que tienen problemas para dormir. Simplemente comienzas en el nivel que es tuyo.

Cualquiera que piense que no sueña o que solo recuerda sus sueños cuando son pesadillas puede beneficiarse enormemente de la lectura del libro que escribí para ellos: *Estrategias para recordar los sueños*

Todos aquellos que tengan problemas de insomnio y que ya hayan probado de todo, se beneficiarán de la lectura del libro que escribí para ellos: *Estrategias para dormir mejor y volver a tener un descanso ideal,* que abre otros horizontes de comprensión y alivio de los problemas de insomnio. También les aconsejo que lean el libro de Laure Goldbright, *Testimonio sobre los beneficios de la higiene intestinal.* Porque el estado del aparato digestivo influye mucho en la calidad de nuestro sueño y es el causante de muchos trastornos del sueño.

Aquellos que ya sueñan bien y suelen recordar bien sus sueños pero no entienden su significado, leerán provechosamente primero: *El Significado de los Sueños.*

OTROS LIBROS MAS ESPECIALIZADOS EN TECNICAS ONIRICAS ESTAN ESPECIALMENTE DIRIGIDOS A:

- a inventores, investigadores y científicos: *¿Cómo Nacen Los Inventos? Un Método Efectivo Para Obtener Ideas Innovadoras Gracias A Tus Sueños*

- a los arqueólogos e historiadores: *Cómo Conocer Los Secretos, Enigmas Y Misterios Del Antiguo Egipto Y De Todas Las Antiguas Civilizaciones*

- a las personas que deseen desarrollar sus llamados talentos paranormales para conocer su futuro: *La Clarividencia Onírica, Aprenda a Ver su Futuro en sus Sueños*

Además, ante la aceleración en el número de desastres naturales y el auge del terrorismo, me comprometo a difundir la idea de que es posible, gracias a los sueños, ser advertido de estos peligros y escapar de ellos por completo, salvando también la vida de nuestros seres queridos. Escribí en este sentido: *Tus sueños pueden salvar tu vida*. Aconsejo a todos los que viven en zonas peligrosas crear, en su ciudad, su pueblo, su barrio, su comunidad o su empresa un grupo de vigilancia de los sueños. Encontrará todas las explicaciones en el libro para que este grupo funcione de manera efectiva.

ÍNDICE